AF300299

SUR UN POINT DE L'ANATOMIE

ET

DE LA PHYSIOLOGIE PATHOLOGIQUES

DES ANÉVRYSMES

PAR

Alfred ESTOR,

PROFESSEUR AGRÉGÉ A LA FACULTÉ DE MÉDECINE DE MONTPELLIER.

> La physiologie, la pathologie et la thérapeutique se sont développées comme des sciences distinctes les unes des autres, ce qui est une fausse voie. Aujourd'hui seulement on peut entrevoir la conception d'une médecine scientifique par la fusion de ces trois points de vue en un seul.
>
> (Cl. BERNARD, *Leçons sur les propriétés des tissus vivants*, 1866.)

MONTPELLIER,

JEAN MARTEL AÎNÉ, IMPRIMEUR DE LA FACULTÉ DE MÉDECINE

RUE DE LA CANABASSERIE 2, PRÈS DE LA PRÉFECTURE.

1865

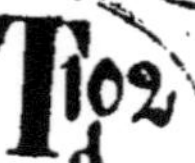

SUR UN POINT DE L'ANATOMIE

ET

DE LA PHYSIOLOGIE PATHOLOGIQUES

DES ANÉVRYSMES

PAR

ALFRED ESTOR,

PROFESSEUR AGRÉGÉ A LA FACULTÉ DE MÉDECINE DE MONTPELLIER.

> La physiologie, la pathologie et la thérapeutique se sont développées comme des sciences distinctes les unes des autres, ce qui est une fausse voie. Aujourd'hui seulement on peut entrevoir la conception d'une médecine scientifique par la fusion de ces trois points de vue en un seul.
>
> (Cl. BERNARD, *Leçons sur les propriétés des tissus vivants*, 1866.)

MONTPELLIER

JEAN MARTEL AÎNÉ, IMPRIMEUR DE LA FACULTÉ DE MÉDECINE

RUE DE LA CANABASSERIE 2, PRÈS DE LA PRÉFECTURE.

1865

SUR UN POINT DE L'ANATOMIE

ET

DE LA PHYSIOLOGIE PATHOLOGIQUES

DES ANÉVRYSMES.

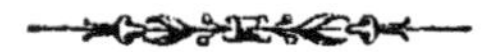

Lorsqu'on fait l'anatomie pathologique d'une tumeur anévrysmale, on trouve souvent (et toujours si l'anévrysme a guéri) une substance solide, stratifiée, exactement appliquée contre les parois du sac. Cette substance éprouve une sorte de condensation, qui porte surtout sur les feuillets les plus externes, plus minces, plus résistants et plus décolorés que les internes. La couche la plus superficielle n'est pas seulement appliquée sur la paroi du sac, ellé y adhère fortement et quelquefois même d'une manière très-intime. Comment expliquer l'apparition, le déve-

loppement et le rôle de ces formations successives ?
Tel est le but de ce Mémoire.

La plupart des auteurs, et à leur tête M. Broca,
dans son remarquable *Traité des anévrysmes*, admet-
tent que le phénomène doit être exclusivement attribué
à des dépôts successifs de fibrine coagulée. Voici la
théorie de M. Broca : La fibrine du sang, pour
conserver l'état liquide, a besoin du mouvement ;
lorsque le sang est tenu en repos, la fibrine se solidifie,
forme un réseau qui emprisonne les globules, et constitue un caillot friable et coloré comme celui qui se
sépare du sérum après la saignée. Pour que ce résultat
s'observe, il faut que le sang soit en repos ou à peu
près ; si le mouvement est plus rapide, quoique
cependant inférieur au degré d'agitation nécessaire
pour maintenir la fibrine à l'état de dissolution, celle-ci
se coagulera encore ; mais au lieu de se prendre en
masse, elle se solidifiera peu à peu, de manière à
former un dépôt considérable. Une grande difficulté se
présente : pourquoi la solidification de la fibrine
n'est-elle pas continue ? On a réponse à tout. La
formation d'une première couche fibrineuse change
momentanément les conditions de la circulation anévrysmale ; le sac devenant plus petit, la circulation
est plus rapide, la coagulation n'a plus lieu ; mais la

paroi se laisse bientôt distendre, la cavité s'accroît, le sang perd de son activité et une nouvelle couche se dépose ; ainsi de suite. Ainsi se forment les caillots fibrineux [1]. C'est très-ingénieux, mais ce n'est qu'une hypothèse.

Ces raisonnements semblent indiquer qu'on connaît parfaitement les causes de la coagulation du sang ; or, il n'en est rien, malgré les nombreuses et remarquables recherches de Denis, M. Schmidt, Virchow, M. le docteur Sée, médecin de l'hôpital Beaujon [2], etc. Trop de causes ont été invoquées pour qu'on puisse supposer qu'une d'entre elles agisse avec efficacité. M. Broca fait jouer le principal rôle au défaut de mouvement ; Lower avait pensé de même d'après une expérience mal interprétée : on introduit dans un flacon du sang récemment sorti de la veine et on l'agite violemment ; il reste liquide en apparence, nous disons en apparence, car Hewson, Davy, Scudamore se sont bien vite aperçus que le caillot se formait, mais était aussitôt brisé par les chocs auxquels il est soumis ; il est désagrégé, réduit en grumeaux ; cependant il existe.

Mais admettons que le sang se coagule facilement

[1] *Voir* Broca, Des anévrysmes et de leur traitement, p. 115.
[2] *Voir* Journal de Physiologie, novembre 1865.

dans une poche anévrysmale : quelle est l'expérience ,
quel est le fait physiologique ou morbide qui autorise
à penser que la fibrine peut se séparer des autres éléments constituants du sang, de manière à se déposer
seule , sans emprisonner au moins dans de faibles
proportions l'albumine et les globules ?

Allons plus loin : quels sont les arguments qui
militent en faveur de l'organisation possible du sang ?
L'école de Hunter regardait l'organisation des caillots
sanguins comme un phénomène fort ordinaire. Cette
doctrine n'a plus de défenseurs à l'heure qu'il est
parmi les anatomo-pathologistes. « L'anatomie pathologique , la chimie et l'histologie ont ruiné à jamais la
doctrine de Hunter, et fait disparaître du même coup
les concrétions sanguines des articulations et les tumeurs fibrineuses des mamelles. On a donc nié l'organisation du sang épanché , et en cela on a eu raison ,
parce qu'on est autorisé à nier tout ce qui n'est pas
démontré. » Ainsi s'exprime M. Broca ; ce qui ne
l'empêche pas, quelques lignes plus bas , de réclamer
la possibilité de cette organisation pour les caillots
fibrineux. Par quel singulier privilége les anévrysmes
auraient-ils seuls le pouvoir de renfermer du sang
susceptible d'organisation directe ? Il ne nous l'apprend
pas. Ajoutons que cette formation de cellules au

milieu d'un liquide serait une sorte de génération spontanée , que réprouvent les progrès récents de la science du développement des tissus.

En résumé, on ne connaît rien sur les causes de la coagulation du sang ; rien ne démontre que la fibrine puisse jamais abandonner le plasma du sang ; tous les anatomo-pathologistes sont d'accord pour nier la possibilité de l'organisation de ce liquide. Mais rien de tout cela n'empêche tous les auteurs classiques, de répéter que les couches stratifiées que nous étudions sont essentiellement des caillots fibrineux.

Cependant une autre théorie avait eu cours à une certaine époque de la science. Un chirurgien anglais, James Wardrop [1], pensa que les couches fibrineuses des anévrysmes n'étaient point des caillots ; il crut qu'on devait plutôt les attribuer à une sécrétion de lymphe plastique effectuée lentement par les vasa-vasorum de la poche anévrysmale [2]. M. Broca combat

[1] *The Cyclopedia of practical surgery. Lond. 1844, vol. I, p. 208 ;* art. *Aneurism.*

[2] L'opinion de Wardrop a été tout récemment remise en honneur par M. Desprès, chirurgien du Bureau-Central. M. Desprès laisse subsister toutes les difficultés ; sa conclusion principale est celle-ci : la face interne de la tunique celluleuse sécrète de la lymphe plastique ou un blastème cicatriciel ; la dilatation des anévrysmes par le sang décollant sans cesse

cette opinion et présente en particulier un argument décisif : les couches les plus externes sont évidemment les plus anciennes, les plus internes sont les plus jeunes ; or, si elles étaient dues à une sécrétion des parois du sac, les couches en rapport avec ces parois seraient toujours évidemment les plus jeunes Du reste, à cette époque, la différence n'était pas très-sensible : on admettait que les tissus de cicatrice ou de nouvelle formation n'étaient que l'organisation d'une lymphe plastique, d'un blastème, que l'on considérait le plus souvent comme le plasma du sang extravasé. Dès-lors, que les couches stratifiées prissent leurs matières premières du plasma épanché ou du plasma contenu dans la poche anévrysmale, la distinction n'était pas fondamentale. Il en est tout autrement aujourd'hui. Bellingham, ajoute M. Broca, n'a pas tardé à rectifier cette opinion erronée. Dès-lors, la doctrine de la coagulation a régné sans partage.

Nous ne venons pas réclamer pour la lymphe plas-

l'exsudat déposé, la tendance à la réparation se traduit par des stratifications de couches fibrineuses. Or, rien ne prouve la fréquence de ce décollement ; on ne peut invoquer en sa faveur qu'une seule observation de M. J. Cloquet, et, tout en l'admettant, on reconnaît aussi que les couches les plus externes sont les plus jeunes, ce qui est en contradiction formelle avec les données de l'observation.

tique, mais nous allons chercher à démontrer que *ces prétendus caillots actifs ne sont pas autre chose que de véritables exsudats inflammatoires.* On n'est plus à l'époque où l'inflammation était exclusivement caractérisée par les symptômes de l'hypérémie. Elle l'est surtout par les phénomènes d'une nutrition exagérée, par une prolifération plus ou moins active des éléments constituants des tissus. Que l'irritation dans le sac arrive facilement au degré suffisant pour amener cette prolifération, il n'y a là rien d'étonnant, puisque le tissu conjonctif qui le constitue est distendu, tiraillé, plus exposé aux agents extérieurs, et d'un autre côté anormalement en rapport avec un liquide qui est dans une perpétuelle agitation. Pourquoi ces couches de nouvelle formation ne se superposent-elles pas jusqu'à complète occlusion du sac ? L'explication est des plus simples. Une lame de tissu conjonctif ne peut donner naissance à une autre lame de tissu conjonctif, ne peut proliférer qu'en absorbant plus de matériaux de nutrition ; la fausse membrane, à son tour, en produit une nouvelle toujours aux mêmes conditions, et ainsi de suite. Mais ces matériaux de nutrition ne peuvent être apportés que par les vaisseaux : or, le réseau vasculaire n'est abondant que dans les tissus primitifs, et les fausses membranes, en se superposant, s'éloignent de plus en plus de tout foyer d'alimentation ; les phénomènes de nutrition y sont de moins en moins accentués, ou s'arrêtent même complètement. De plus, ces lames de tissu conjonctif jeune sont très-extensibles et cèdent facilement à la force expansive que le sang contenu dans la tumeur reçoit de l'impulsion cardiaque.

Comment se fait la guérison des anévrysmes munis de ces couches stratifiées ? La tumeur s'affaisse, la masse fibrineuse se rétracte, se condense ; quelquefois elle se résorbe, mais, en général, réduite à un petit volume au bout de quelque temps, elle reste stationnaire pendant tout le reste de la vie, simulant à tel point une tumeur fibreuse, que certains chirurgiens s'y sont laissé prendre et ont tenté de l'enlever [1]. Mais n'est-ce pas là l'évolution ordinaire du tissu conjonctif de nouvelle formation ? Certes, la rétraction du tissu inodulaire a assez vivement préoccupé les chirurgiens pour qu'il ne soit pas nécessaire d'insister sur ce point. Ces couches récentes ont peu de résistance et cèdent, dans l'anévrysme, à la force d'expansion du sang ; que cette force d'expansion vienne à faiblir, et la puissance de rétraction de l'enveloppe

[1] Broca, *loc. cit.*

pourra aussitôt être mise en jeu : de là, l'affaissement rapide qui, dès les premiers instants, présage le succès du traitement. Quant à la diminution ultérieure de volume qui indique la résorption d'une partie de la masse, elle se fait par un procédé démontré par l'observation microscopique, par la transformation graisseuse qui s'empare de ses éléments.

Les meilleurs arguments en faveur de notre manière de voir sont tirés de certains points de la physiologie pathologique des anévrysmes, et de l'histoire générale de toutes les tumeurs sanguines.

I. Les caillots fibrineux ne se forment que dans les anévrysmes sacciformes et fusiformes ; les anévrysmes diffus ne renferment jamais que des caillots passifs. D'où peut provenir la différence ? Voici les motifs qu'invoque M. Broca : Dans les anévrysmes diffus, c'est-à-dire dépourvus de sac, le liquide se renouvelle activement en certains points, plus loin il stagne à peu près complètement ; en certains points, le sang, agité d'un mouvement trop rapide, n'offre aucune tendance à la coagulation ; ailleurs, condamné à un repos presque absolu, il se précipite sous forme de caillots passifs. De façon que les anévrysmes diffus seraient assez mal partagés pour que le sang les traversât toujours ou trop vite ou trop lentement, et entre les points divers où ces extrêmes s'observent, il ne s'en trouverait pas un dans lequel le cours du sang aurait ce rhythme si précieux, indispensable au dépôt de la fibrine. Franchement, c'est trop se complaire dans l'hypothèse ! On est obligé de reconnaître ce fait : là où le sac existe, comme dans les anévrysmes ordinaires, la tumeur est disposée à se remplir de caillots actifs ; là où le sac fait défaut, ce sont des caillots passifs qui ont de la tendance à se produire. Et l'idée n'est point venue, après un tel exposé, que le sac était indispensable pour la production des caillots fibrineux ! Un autre fait le démontre : l'anévrysme diffus ne présente jamais de couches stratifiées, tant qu'il est réellement diffus, c'est-à-dire sans membrane enveloppante. Mais qu'une fausse membrane tapisse toute la surface interne de l'anfractuosité, dès-lors, la coagulation aura lieu ; et, nous le demandons, en quoi cette fausse membrane aura-t-elle modifié la circulation du sang ? Pour sortir de ce pas difficile, M. Broca émet un singulier principe sous une forme aphoristique : La fibrine, dit-il, appelle la fibrine. Nous dirons plus simplement : Le travail de prolifération qui a déterminé la formation de la première couche, peut parfaitement en déterminer une seconde et une troisième.

Une autre circonstance remarquable de la physiologie pathologique des anévrysmes nous enseigne que
ces caillots fibrineux se déposent difficilement sur des
parois intactes de vaisseau. C'est une chose fort digne
de remarque, disent MM. Marjolin et Bérard, que la
rapidité avec laquelle des caillots se déposent à la
face interne de la plus petite dilatation anévrysmale,
dans laquelle les membranes internes sont détruites,
tandis que ces caillots manquent souvent dans de
larges dilatations où les trois membranes sont con-
servées. M. Broca soutient que l'intégrité de la paroi
qui reste parfaitement libre ne donne aucune prise à
la solidification de la fibrine. Nous pensons plutôt
que l'irritation indispensable pour la prolifération de
tissus nouveaux se réalisera plus facilement quand le
sang est anormalement en contact avec la membrane
externe de l'artère, que lorsque le vaisseau est dilaté
dans son ensemble.

II. L'histoire des tumeurs hématiques nous enseigne que le sang ne s'organise jamais dans leur
intérieur ; les progrès de la science ont détruit pièce
à pièce les erreurs contraires à cette opinion. Du
sang épanché dans l'intérieur des tissus peut parfaitement s'enkyster, et l'on a pensé, à une certaine
époque, qu'il fournissait lui-même la substance de la

fausse membrane : cette opinion est complètement abandonnée. Il a suffi pour cela d'un peu de réflexion ; car il était facile de comprendre que , le sang ne contenant que deux mill. de fibrine , il en faudrait une masse énorme pour fournir les matières d'une fausse membrane. Mais l'activité propre des tissus environnants est surtout démontrée par l'étude attentive de l'hématome de la dure-mère , de l'othœmatome et du céphalématome.

A. L'hématome de la dure-mère [1] se présente le plus souvent chez les aliénés ou chez les individus qui ont succombé après de longues maladies du cerveau. Les malades atteints mourant souvent avec une rapidité extrême, on a quelquefois désigné la lésion sous le nom d'*apoplexie méningée* ou *inter-méningée*, parce que l'on a admis que l'hémorrhagie se faisait entre les membranes du cerveau, et surtout entre la dure-mère et le feuillet pariétal de l'arachnoïde. D'autres observateurs, la plupart français, particulièrement Baillarger, ont soutenu, d'un autre côté, que le sang repose sur la surface libre de la dure-mère ; depuis, on a bien souvent admis avec Schüberg [2],

---

[1] *Voir* Virchow, *Die Krankhaften Geschwülste,* 1863, T. I, p. 140, ou bien journal de Wurzbourg, 1855, vol. VII, p. 134.

[2] Schüberg, De l'hématome de la dure - mère chez les

Lancereaux [1], que la membrane qui recouvre le sang est une membrane de nouvelle formation, tirée du sang lui-même. Il suffit, dit Virchow, d'examiner un grand nombre de cas d'hématomes, pour arriver, sans aucun doute, à la conviction qu'il s'agit réellement d'une membrane de nouvelle formation, et, en aucune façon, d'une membrane provenant du sang lui-même.

L'histoire de l'inflammation chronique de la dure-mère qui existe chez maints aliénés peut servir à éclairer la question. Cette inflammation se renouvelle par accès, et chaque recrudescence amène la formation d'une nouvelle couche de tissu cellulaire, c'est-à-dire une nouvelle pseudo-membrane. Cette pseudo-membrane naît à la face interne de la dure-mère ; il s'en forme une première, puis une seconde, et ainsi de suite. D'après l'observation de Virchow, dans tous les cas d'idiotisme remontant à une tendre enfance, on rencontre, l'une sur l'autre, jusqu'à six et sept couches. Lorsque la fausse membrane a acquis une certaine épaisseur, et surtout lorsque des vaisseaux se

adultes. (Archives de Virchow, 1859, vol. XVI, p. 464, et vol. XX, p. 501.)

[1] Lancereaux, Des hémorrhagies méningées, considérées principalement dans leurs rapports avec les néomembranes de la dure-mère crânienne. (Arch. gén , 1862. nov., p. 526.)

sont développés dans son intérieur, alors seulement
se produit l'hémorrhagie ; de cette façon, le sang se
trouve ou entre la dure-mère et la pseudo-membrane,
ou bien entre les feuillets de la pseudo-membrane.
Quand surviennent de nouvelles congestions, de nouvelles hypérémies, les vaisseaux de nouvelle formation éclatent, et le sang se répand de plus en plus en
décollant deux couches d'abord contiguës. Ainsi s'explique l'abondance de certaines hémorrhagies de ce
genre ; car les vaisseaux de la dure-mère sont si petits
et si resserrés dans la membrane, qu'ils ne pourraient
jamais fournir une masse de sang assez grande pour
amener la mort par apoplexie. En résumé, confor-
mément à l'opinion de Virchow, partagée par tous les
anatomo-pathologistes allemands, il faut admettre que
la membrane d'enveloppe des kystes hématiques de la
dure-mère est formée par un tissu conjonctif dû à la
prolifération du tissu conjonctif des parties qui sont
en contact avec le sang.

B. Il est une autre tumeur sanguine qui a acquis
dans ces derniers temps une sorte de célébrité je
veux parler de l'hématome auriculaire, de l'othœmatome [1]. Cette tumeur se montre à l'oreille externe,

---

[1] Ce nom a été proposé par Weiss, de Colditz.

le plus souvent à l'intérieur de la conque de l'oreille, de façon qu'à la place d'une excavation on rencontre une excroissance irrégulièrement arrondie.

Les observations les plus importantes sur la marche de cette singulière tumeur hématique ont été faites chez les aliénés, surtout par Bird, de Siegbourg [1], et tout particulièrement chez ceux d'entre eux qui se trouvent à la période ultime d'une maladie mentale conduisant à la démence, très-rarement chez les furieux.

Les individus atteints à la fois d'affaiblissement de l'activité intellectuelle et de phénomènes paralytiques, les gens affectés de paralysie progressive, sont particulièrement sujets à l'othœmatome. On a bien longtemps discuté sur les relations qui pouvaient exister entre ce singulier processus pathologique et la manie ambitieuse

Mais, dit Virchow [2], si l'on a occasion d'observer des cas récents, on trouve l'oreille rouge, la température élevée, la région douloureuse, si l'on se rappelle qu'il y a toujours gonflement, on reconnaîtra tous les symptômes cardinaux de l'inflammation. Rien

[1] *Journal der chirurgie und Augenheilkunde von Grafe und Walther.* 1833, vol. XIX, p. 631.
[2] *Loc. cit.*

ne manque au tableau pour qu'on s'abstienne de donner à l'affection le nom d'érysipèle, comme l'ont fait Newmann [1], Leubuscher [2], etc. Mais les recherches les plus modernes ont prouvé de la manière la plus positive que cette forme d'hématome n'a rien de spontané ; qu'elle résulte d'une déchirure mécanique, le plus souvent traumatique, de coups, de soufflets, de contusions qui se font facilement sentir sur les oreilles, et plus fréquemment chez les idiots que chez les autres. On faisait observer depuis long-temps que de semblables oreilles devraient bien cependant se présenter chez d'autres gens que chez les idiots, lorsqu'un des aliénistes les plus distingués de l'Allemagne, M. Gudden, de Werneck [3], a attiré l'attention sur ce fait, que dans l'ancienne sculpture on trouve les plus beaux exemples d'othœmatome. Il a tout d'abord trouvé dans la Clyptothèque de Munich deux têtes d'Hercule avec de semblables oreilles ; et, plus tard, il a fait remarquer que Winkelmann a très-fréquemment attiré l'attention sur ce sujet. D'après cet illustre archéo-

[1] Alt. *De hematomate auriculæ, dissert. inaug, Halis,* 1849, p. 8.

[2] *Mittheilungen uber das sogennante erysipelas auriculæ bei Irren. Allg. Zeitschrift fur psychiatrie,* vol. III, p. 447.

[3] *Allg. Zeitschrift fur psychiatrie,* 1860, vol. XVIII, 2. p. 121.

logue, les oreilles ainsi déformées sont le caractère typique des lutteurs et des gladiateurs. Chez Hercule, Pollux, une foule d'autres fameux lutteurs, chez d'autres personnages historiques aussi, comme Hector, l'oreille déformée est devenue un ornement plastique habituel. Les preuves surabondent dans les collections d'antiquités.

En résumé, par suite de lésions traumatiques diverses [1], il se forme une tumeur hématique à la surface libre du cartilage de l'oreille ; mais ce qu'il y a de remarquable et ce qui nous intéresse, c'est qu'à la face interne des portions molles séparées, on ren-

---

[1] L'opinion de Virchow, appuyée sur des preuves aussi nombreuses, paraissait acceptée par la plupart des anatomo-pathologistes, lorsque de nouvelles recherches entreprises par le docteur Ludwig Meyer, de Hambourg, l'ont amené à faire jouer un rôle étiologique prépondérant à la présence d'enchondromes préalables de l'oreille. Le docteur Meyer termine ainsi son mémoire, inséré dans la livraison du mois d'août 1865 des Archives de Virchow : « Si le nombre des othœmatomes observés par moi n'était pas si restreint, la présence d'enchondromes dans trois cas sur quatre observations, et la circonstance que ce n'est que dans ces trois cas qu'on a rencontré des déchirures et des hémorrhagies notables, me porteraient à admettre que le ramollissement de l'enchondrome a atteint les parois des vaisseaux voisins, et ainsi occasionné l'hémorrhagie. L'enchondrome du cartilage de l'oreille devrait donc être considéré comme la cause première, la cause essentielle de l'othœmatome. »

contre des plaques de cartilage, et bien des auteurs, entre autres Henri Meckel[1], Schrant[2], etc., considèrent ces masses cartilagineuses comme de nouvelle formation. D'après leurs recherches, le tissu conjonctif ordinaire recouvrant du sang donne naissance à du tissu conjonctif, le périchondre donne naissance à du cartilage, et l'exemple suivant va nous montrer un tissu de la même famille histologique, du périoste, donner manifestement naissance à de l'os.

c. La lésion que Nœgelé a appelée *céphalématome*, très-bien étudiée dès long-temps par C. Zeller, est une tumeur sanguine se formant immédiatement après la naissance, et le plus souvent, d'après J.-A. Burchard[3], sur le pariétal droit. Dans le céphalématome le sang épanché se trouve au-dessous du péricrâne. On doit considérer comme cause essentielle de sa formation la séparation du péricrâne d'avec les os du crâne, et l'épanchement, dans l'espace né de la sorte, du sang des vaisseaux déchirés qui pénétraient en grand nombre du périoste dans les os encore jeunes. Si le céphalé-

---

[1] Leubuscher, *loc. cit.*

[2] Schrant, *Prisjverhandeling over de goed en Kwaadartige Gezwellen.* Amsterd., 1851, vol. I, p. 187.

[3] *De tumore cranii recens natorum sanguineo symbolæ.* Vratisl., 1837, p. 12.

matome [1] existe depuis un certain temps, on sent, en suivant la circonférence de la tumeur, une saillie dure là où le périoste séparé se réunit au crâne ; cette ligne saillante devient peu à peu de plus en plus épaisse, de telle sorte que si l'on explore les parties par le toucher, on sent tout autour de la tumeur comme un cercle osseux dur. A une période plus avancée de la maladie, cette substance osseuse fait des progrès considérables, et il se forme peu à peu une sorte de coque osseuse au-dessus de la poche sanguine. A mesure que la formation de cette coque fait des progrès, la tumeur diminue habituellement de volume, elle s'affaisse, s'aplatit. Les ossifications que l'on rencontre alors sont habituellement placées en manière de feuillets ou d'écailles en dedans des membranes extérieures. Peu à peu elles augmentent en nombre et en volume, si bien que l'on finit par obtenir une couche osseuse presque continue. La coque que nous venons d'étudier représente alors pour ainsi dire un petit os wormien.

Ces phénomènes ont bien souvent excité l'étonnement des observateurs, jusqu'au moment, très-rapproché de nous, où l'histoire du développement des os étant

---

[1] *Voir* Virchow, *loc. cit.*, pag. 130 et suiv.

mieux connue , il a été facile de comprendre comment procédait cette formation. Le péricrâne est un agent énergique de formation pour les nouvelles couches osseuses qui , pendant l'accroissement du crâne , se déposent sur les anciens os. « Mes recherches, dit Virchow [1], ont démontré que ce n'est point un exsudat ou un blastème amorphe , mais une prolifération des couches internes du périoste , qui donne naissance aux nouvelles couches osseuses ; si le péricrâne se trouve séparé des os par du sang, il ne cessera pas pour cela de produire de nouvelles couches de substance osseuse; seulement celles-ci ne peuvent point se déposer sur les anciens os, puisque le sang les en sépare. Ce n'est qu'au bord, là où les membranes se confondent, que les nouvelles couches peuvent s'appliquer immédiatement sur les anciennes, et de cette façon se forme le premier cercle. L'ossification des couches périostiques en voie de prolifération est donc un phénomène tout naturel. »

Nous arrivons donc facilement à la démonstration de ce fait, que la poche qui renferme du sang extravasé n'est point dans tous les cas de la même nature , comme cela serait si elle était due au dépôt et à l'or-

___

[1] Virchow's Arch., 1855, vol. V, p. 438.

ganisation d'une partie de ce liquide ; elle varie suivant la composition histologique des tissus ambiants , parce que ce sont ces tissus qui la forment et la nourrissent.

Enfin , les renseignements les plus instructifs nous seront fournis par l'examen microscopique des prétendus caillots actifs. Ils sont essentiellement composés de tissu conjonctif de nouvelle formation. Quand on en examine des lamelles très - minces , la substance fondamentale se présente à nous comme formée de fibres ou de faisceaux de fibres ondulés ; mais une observation plus sévère montre qu'en réalité la masse est homogène, compacte et seulement fibriniforme. Après l'action de l'acide acétique, on voit apparaître les cellules et les noyaux du tissu conjonctif. Dès-lors il n'existe plus aucune difficulté pour expliquer l'histoire du développement de ces véritables fausses membranes ; elles sont en réalité fournies par le sac anévrysmal , mais non pas d'une manière immédiate ; le sac ne fabrique directement que la première couche , celle-ci une seconde, et ainsi de suite. Dès-lors, sans invoquer l'intervention du liquide sanguin, on comprend que les couches les plus profondes soient les plus jeunes. Le microscope démontre , en outre, comment se fait le tassement, la diminution de volume des couches externes. D'un côté, les cellules subissent des métamorphoses régressives, le plus ordinairement des transformations graisseuses. Ces cellules, destinées à disparaître bientôt, sont très-rares dans les couches internes les plus jeunes ; plus nombreuses dans les couches moyennes, elles finissent dans les couches les plus extérieures par se montrer en grande quantité. D'un autre côté, le tissu conjonctif restant subit quelques modifications, ses fibres changent de plan, s'entre-croisent, se feutrent, pour ainsi dire ; il prend l'aspect du tissu fibreux proprement dit , et tend à former une membrane de plus en plus résistante.

Une saine physiologie pathologique a nécessairement la plus heureuse influence sur les progrès de la thérapeutique ; de même, un traitement sanctionné par l'expérience doit contrôler toutes les données de la physiologie pathologique. Nous allons poursuivre à ce double point de vue l'histoire des tumeurs anévrysmales. On savait depuis long-temps que les anévrysmes pouvaient guérir, mais on ignorait les circonstances précises de la guérison. Hodgson chercha à analyser les modes divers de terminaison heureuse de ces tumeurs, et signala les guérisons par suite de la gangrène , par suite d'une pression exercée sur l'artère, par suite de l'accumulation de dépôts fibrineux. A. Cooper, Crisp, Richter ont apporté leur contingent de recherches à ce chapitre intéressant de physiologie pathologique ; mais on peut aujourd'hui simplifier encore les résultats obtenus, et dire avec M. Broca qu'il n'y a que deux modes de guérison : la guérison par inflammation et la guérison par exsudats, ce qu'on appelait les caillots actifs.

L'inflammation peut être la suite de causes diverses, contusions, mouvements brusques, efforts violents. Dès qu'elle est déclarée, à part les symptômes généraux, on remarque que la tumeur devient plus volumineuse, plus ferme ; en même temps les battements diminuent ou cessent de se produire ; cela s'explique par la coagulation du sang : la tumeur vient de se remplir de caillots mous, noirs, friables, dans lesquels il est facile de reconnaître tous les éléments du liquide sanguin. L'inflammation d'une tumeur anévrysmale peut se terminer par résolution, par suppuration ou par gangrène. La terminaison par résolution n'expose pas les jours du malade, mais elle laisse souvent persister l'anévrysme ; elle présage des récidives. — Le plus souvent l'inflammation se termine par suppuration ; le pus se forme ou dans le sac anévrysmal, ou dans le tissu conjonctif qui l'environne ; dans ce dernier cas même il n'est pas inoffensif. De Haën rapporte le fait suivant : un abcès se forma autour d'un anévrysme poplité ; l'incision ne donna issue qu'à du pus ; mais le huitième jour, le sac se rompit et le malade mourut d'hémorrhagie.

Dans des cas plus heureux, le sang se coagule avant la rupture de la poche anévrysmale ; et si le malade est assez robuste pour résister à une longue suppuration, il finit par guérir. On voit, dit M. Broca, combien est redoutable une terminaison qui compense à peine, par quelques chances de guérison définitive, les chances bien autrement nombreuses d'une mort plus ou moins prompte. La terminaison par gangrène n'est jamais qu'un accident regrettable, qui détermine souvent la mort rapide des sujets, et qui, tout au plus, dans les circonstances les plus heureuses, peut ne pas s'opposer d'une manière absolue au rétablissement du malade.

Toutes les fois, dit M. Broca, que l'oblitération d'un anévrysme est due à des caillots *passifs,* on doit craindre d'une part la récidive, d'une autre part la suppuration consécutive et la rupture du sac. Ces deux éventualités fâcheuses ne sont pas suffisamment compensées par les chances favorables d'une résolution pure et simple. Effaçons le mot *passif,* qui n'a plus de signification, car il ne saurait se former des caillots d'une autre espèce, et nous accepterons cette conclusion.

Nous avons dit quelle était la marche régressive de la tumeur, à la suite de la guérison par exsudats, et à quelle condition on l'obtenait ; ici, une innocuité absolue remplace les résultats les plus incertains et des dangers sans nombre. Le tissu inodulaire , à peine soustrait à la force expansive du sang, revient encore sur lui-même, et continue d'obéir pendant long-temps à la force de rétraction qui est un de ses principaux attributs : ainsi s'expliquent tous les phénomènes observés.

M. Broca, pour rendre compte de la diminution ultérieure de la tumeur, fait observer que les caillots fibrineux ne se composent pas exclusivement de fibrine pure ; ils renferment une notable quantité d'eau : en se rétractant, ils se dessèchent, pour ainsi dire ; ils expulsent l'eau dont ils sont imprégnés ; celle-ci trans-sude à travers la membrane du sac et est aussitôt résorbée. Le contenu de l'anévrysme se condense ainsi de plus en plus. Nous avons déjà vu depuis long-temps qu'il fallait abandonner ces hypothèses par trop élé-mentaires. Le mécanisme de cette rétraction , sans être bien compliqué, est d'un autre ordre ; il consiste essentiellement dans les transformations que subissent les éléments cellulaires des couches concentriques qui ont pris naissance à la face interne du sac anévrysmal.

Cette physiologie pathologique nous offre un crité·rium certain pour apprécier la valeur des diverses méthodes thérapeutiques proposées. Le traitement des anévrysmes n'a pas pour but de faire naître les couches d'exsudats, mais bien de les utiliser quand elles existent, ce qui est le cas le plus ordinaire ; et pour les mettre à profit, une seule condition est indispensable : diminuer la force d'impulsion du sang. Deux indications se présentent donc à l'esprit du chirurgien : 1° éviter toute coagulation du liquide sanguin ; 2° modérer la tension du sang dans la poche anévrysmale.

Si l'on avait été à toutes les époques bien convaincu de la vérité du premier de ces principes, on eût évité bien des erreurs, on eût laissé dans l'oubli bon nombre d'entreprises hardies dont les résultats sont funestes pour l'honneur de la chirurgie et pour la vie des opérés.

Sans parler de l'emploi des styptiques, méthode ancienne et illusoire, du danger des moxas proposés par Larrey, de l'inutilité de la méthode endermique, que de dangereux essais tentés par des chirurgiens, espérant arriver à ce résultat chimérique de faire déposer des couches régulières de fibrine destinées à une organisation ultérieure !

M. Velpeau conseille l'acupuncture pour amener la

coagulation du sang, et trois insuccès (deux suivis de mort) représentent le résultat des tentatives faites en France.

Everard Home, pour provoquer la formation de caillots, fait pénétrer dans les anévrysmes une grande quantité de chaleur : pour arriver à ce but, il introduit dans le sac une aiguille à acupuncture dont l'extrémité est ensuite chauffée à blanc. La méthode n'a été appliquée qu'une fois, et l'histoire du malade se termina par la gangrène du membre et la mort du sujet.

La méthode de la réfrigération, tour-à-tour attribuée à Guérin (de Bordeaux), à Bartholin, à Galien, n'est pas antérieure au moyen âge d'après M. Broca. Comme les précédentes, elle a pour but de faire coaguler le sang dans le sac anévrysmal; comme elles, elle est impuissante à produire autre chose qu'une coagulation inutile ou dangereuse. Isolée, elle n'a réussi qu'à M. Raynaud (de Toulon) et à la suite de péripéties bien faites pour lasser la patience du chirurgien et du malade : celui-ci passa deux ans entiers dans son lit, et pendant tout ce temps il fut presque continuellement soumis à l'application de la glace. Il est parfaitement avéré que dans les cas exceptionnels où la réfrigération a agi, c'est par un mécanisme défectueux et plein de dangers.

La méthode de la galvano-puncture a fourni une carrière plus brillante. Préparée par les travaux de Brugnatelli, Brandes, Prévost et Dumas, A. Guérard et Pravaz, elle a donné un premier succès chez l'homme à l'Hôtel-Dieu de Lyon, dans le service de M. Pétrequin. Les méthodes précédentes n'amenaient la coagulation que par suite de l'inflammation qu'elles avaient fait naître; la galvano-puncture peut agir de la même manière, mais elle peut, en outre, avoir un effet immédiat, amener une solidification du contenu de la tumeur due à l'action coagulante de l'électricité. Ce dernier effet, le plus désirable, ne met pas le malade à l'abri de tout danger; il s'agit toujours d'une coagulation, et ses résultats ne peuvent avoir aucune relation avec un acte plastique qui n'est qu'une exagération des phénomènes ordinaires de nutrition. Le caillot galvanique n'a, en effet, aucune des propriétés des couches stratifiées que nous avons étudiées précédemment. « Très-souvent, dit M. Broca, il se laisse dissocier et entraîner en quelques heures par le courant sanguin; lorsqu'il persiste, il donne fréquemment lieu à l'inflammation consécutive, à la suppuration, à la gangrène; enfin, lorsqu'une cause quelconque permet de le soumettre à une étude directe, on trouve qu'il est constitué par une substance molle et homo-

gène, absolument différente de celle des caillots actifs.
A l'appui de cette assertion, je pourrais invoquer un
grand nombre de faits [1]. »

La galvano-puncture présente donc le grand avan-
tage de ne pas provoquer inévitablement une inflammation, qui est toujours une complication dangereuse;
mais elle conserve le grand inconvénient de ne donner
naissance qu'à des guérisons accidentelles, de procu-
rer, comme dit M. Broca, une oblitération défectueuse,
puisque les caillots galvaniques se comportent exactement de la même façon que les caillots ordinaires.

La méthode des injections coagulantes est entrée
dans la pratique chirurgicale, il y a quelques années
à peine. Monteggia avait bien pensé, au commence-
ment de ce siècle, que des injections d'alcool, de
tannin ou de toute autre substance coagulante pourraient avoir une heureuse action sur la marche des
anévrysmes, mais il ne joignit pas l'exemple au pré-
cepte. Réfléchissant sur le choix à faire parmi les
liquides coagulants, Wardrop donne la préférence à
l'acide acétique, M. Bouchut à l'acide sulfurique.
Enfin, Pravaz (de Lyon), qui s'était déjà occupé dès
long-temps de l'action coagulante de l'électricité, mit

____

[1] *Loc. cit.*, p. 310.

en lumière les propriétés remarquables du perchlorure de fer. Le 23 mars 1853, M. Raoul Deslongchamps fit part à la Société de chirurgie d'une observation d'anévrysme guéri par deux injections de perchlorure de fer. Le but est toujours le même : les propriétés coagulantes de la galvano-puncture n'étant pas assez énergiques, on cherche un liquide qui ait une action plus intense. MM. Niepce, Serres (d'Alais) annoncèrent bientôt deux succès analogues, qui parurent sanctionner la puissance de la méthode nouvelle. Si la fortune du perchlorure de fer fut rapide, elle fut aussi de courte durée.

Les trois premiers succès avaient été plus ou moins chèrement achetés ; des revers se succédèrent bientôt à courts intervalles ; et M. Malgaigne, le 8 novembre 1853, prononça à l'Académie de médecine, contre la méthode des injections coagulantes, un réquisitoire qui lui porta un coup terrible. La méthode nouvelle fut oubliée à tel point que, dans les deux années qui suivirent, elle ne fut mise en usage qu'une seule fois ; elle méritait bien cet abandon. Dans une tumeur anévrysmale d'un certain volume, les caillots formés sont trop volumineux pour être facilement résorbés ; ils occasionnent donc une inflammation dont on connaît toutes les conséquences.

Nous avons ainsi successivement condamné toutes les méthodes *directes* de traitement des anévrysmes, en vertu du principe qu'une coagulation du sang, quel qu'en soit l'agent, n'a aucune relation avec le procédé naturel de guérison de ces tumeurs. L'expérience clinique avait nécessairement amené à des conclusions identiques. On avait protesté dès long-temps contre l'intervention de la physique et de la chimie dans la fabrication de couches que l'on croyait avec raison organisées et vivantes [1]. On distinguait à Montpellier, en vertu de l'observation au lit du malade et aussi de l'expérimentation sur les animaux, une solidification purement chimique de ce que l'on nommait une coagulation vitale. Il n'en faut pas moins reconnaître que c'est M. Broca qui a fait définitivement pénétrer la distinction dans la science ; mais la séparation des caillots actifs et des caillots passifs ne met pas suffisamment à l'abri de méprises ultérieures. Tant qu'on admettra que les guérisons naturelles et les guérisons accidentelles sont toutes dues à une coagulation, on cherchera, au détriment des malades, un liquide capable de donner naissance à des caillots actifs ; et ces

[1] *Voir* Estor, Application de l'analyse clinique à la pathol. chirurgicale, p. 683. — Alquié, Annales cliniques, 1865, p 228, etc.

dangereux essais ne seront oubliés que le jour où on sera bien convaincu que les caillots passifs méritent seuls le nom de caillots, et que les caillots actifs sont de véritables exsudats.

Les méthodes indirectes de traitement des anévrysmes répondent mieux au programme que nous avons posé : éviter toute coagulation, permettre aux exsudats de se rétracter. Les plus connues sont celles de Valsalva, de la ligature et de la compression indirecte.

A. La méthode de Valsalva est celle qui a le plus embarrassé les théoriciens. On sait en quoi elle consiste : Valsalva prescrivait des saignées réitérées, un repos absolu au lit, une tranquillité complète et un régime d'une sévérité vraiment effrayante. Quelles peuvent être les conséquences d'un pareil traitement? Pour M. Broca, c'est de faire déposer des caillots dans le sac, en ralentissant la circulation. D'abord, la chose est inutile; car, M. Broca nous l'enseigne lui-même, des caillots fibrineux se rencontrent, en l'absence de tout traitement, dans la plupart des anévrysmes sacciformes de l'aorte. En second lieu, il est bien difficile de comprendre comment la diète et les saignées, qui appauvrissent le sang, peuvent favoriser le dépôt de la fibrine. Il est, au contraire, tout naturel de penser que les couches d'exsudat qui existent préalablement, obéissent à la force de rétraction qui leur est propre, dès que l'énergie de la circulation se trouve notablement amoindrie. Ainsi s'expliquent les nombreux succès obtenus par la méthode de Valsalva; en dehors de cette explication il n'est rien qui satisfasse l'esprit. Ce qui doit lever tous les doutes, c'est que la diète et la saignée sont impuissantes à amener la guérison des anévrysmes diffus, essentiellement caractérisés par l'absence de toute exsudation contre la face interne du sac. Il n'existe pas d'exsudats préalables, la méthode débilitante ne les fait pas naître. Que penser dès-lors du perfectionnement qu'a fait subir à la méthode débilitante M. Stokes (de Dublin)? Il pratique des saignées à ses malades, en même temps qu'il leur donne une alimentation substantielle. Une fausse théorie le conduit à se priver de la moitié des bénéfices de la méthode de Valsalva. Que penser aussi de l'association des médicaments destinés à augmenter la plasticité du sang et à favoriser la coagulation, comme les ferrugineux ou le seigle ergoté?

En résumé, la méthode de Valsalva remplit l'indication fondamentale du traitement des anévrysmes, elle diminue la force d'impulsion du sang dans le sac anévrysmal. L'inconvénient majeur qu'elle offre est de s'adresser, non pas seulement à l'artère malade, mais à la fois à tout le système vasculaire, et par son intermédiaire à la nutrition générale de l'individu en traitement.

B. Je n'ai pas à m'occuper ici des effets de la ligature sur l'artère liée ou sur la circulation générale du membre. Appliquée près du sac, d'après la méthode d'Anel, la ligature détermine rapidement l'affaissement de l'anévrysme ; le résultat n'en est pas moins incer-- tain : la tumeur peut diminuer, durcir et disparaître ; elle peut se ramollir, s'enflammer et se rompre ; elle peut récidiver. En d'autres termes, la méthode d'Anel peut amener quelquefois une guérison durable et naturelle ; d'autres fois elle détermine la coagulation du sang avec tous les accidents qui peuvent l'accompagner.

Pour que la coagulation ait lieu, il faut d'abord que la circulation soit à peu près complètement arrêtée, et en second lieu que la face interne du sac ne possède qu'une faible couche d'exsudat, qui ne revient pas suffisamment sur elle-même. Si les fausses membranes sont épaisses, elles se rétractent avec force, et opposent une résistance efficace au sang quand il réapparaît dans la tumeur par le bout inférieur de l'artère, ou par quelque collatérale laissée entre le sac et le fil constricteur. Ainsi, le mécanisme de la guérison est toujours le même ; une diminution de la force expansive du sang permet aux exsudats préalablement formés de revenir sur eux-mêmes. Car, comment supposer avec M. Broca qu'il peut en quelques jours, à la suite de la ligature, se déposer dans l'intérieur d'un sac anévrysmal plus de cent grammes de fibrine, alors que, pour arriver à ce résultat, il fait lui-même observer qu'il faut supposer défibrinés trente-sept kilogrammes de sang? La ligature, d'après la méthode de Hunter, remplit bien mieux les indications fondamentales ; la circulation n'étant pas interrompue, le sang a moins de chance de se coaguler ; mais si la circulation continue, la tension du sang est singulièrement amoindrie, circonstance heureuse qui est l'agent essentiel de la guérison. Il est inutile d'ajouter que la ligature n'a aucune action dans les anévrysmes qui ne possèdent pas d'exsudats préalables ; elle est naturellement impuissante à déterminer leur formation.

c. Le procédé de Hunter répond mieux que la ligature rapprochée du sac au but que se propose le chirurgien ; mais il doit assurément céder le pas à la méthode de la compression indirecte. Par la compression, on ralentit le cours du sang, en quelque sorte à volonté ; on règle donc comme on le juge convenable la tension du sang dans l'anévrysme. Nous n'aurions qu'à répéter ici des considérations pareilles à celles que nous avons fait valoir à propos du traitement débilitant et de la ligature. Nous n'avons pas besoin de relever toutes les difficultés insolubles, tous les points d'interrogation dont le traité de M. Broca se trouve émaillé. Il nous suffit d'affirmer qu'il n'en est peut-être pas un qui persiste quand on considère les prétendus caillots actifs comme des exsudats, et quand on étudie leur formation d'après les données de la doctrine du développement continu.

Nous pouvons donner les conclusions suivantes comme le résultat des considérations émises dans ce travail :

1º L'idée que les anévrysmes ne peuvent guérir que par la formation de caillots est une idée fausse qui a conduit aux pratiques les plus désastreuses.

2º La distinction établie entre les caillots actifs et les caillots passifs a rendu des services ; mais au point de vue théorique elle est fausse, au point de vue pratique elle est insuffisante, car tant qu'on admettra que les couches concentriques trouvées dans le sac anévrysmal sont dues à la coagulation du sang, on cherchera, au détriment des malades, un liquide coagulant qui soit susceptible de les produire.

3° Les prétendus caillots fibrineux ne sont que des exsudats dus à la prolifération des parois du sac anévrysmal ; toute coagulation est dangereuse. Avec ces idées, tout s'explique dans l'histoire et le traitement des anévrysmes.

FIN.